BEI GRIN MACHT SICH IHR WISSEN BEZAHLT

- Wir veröffentlichen Ihre Hausarbeit,
  Bachelor- und Masterarbeit

- Ihr eigenes eBook und Buch -
  weltweit in allen wichtigen Shops

- Verdienen Sie an jedem Verkauf

Jetzt bei www.GRIN.com hochladen und kostenlos publizieren

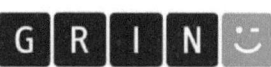

Bibliografische Information der Deutschen Nationalbibliothek:

Die Deutsche Bibliothek verzeichnet diese Publikation in der Deutschen National-
bibliografie; detaillierte bibliografische Daten sind im Internet über http://dnb.d-
nb.de/ abrufbar.

Impressum:

Copyright © 2015 GRIN Verlag, Open Publishing GmbH
Druck und Bindung: Books on Demand GmbH, Norderstedt Germany
ISBN: 978-3-668-15756-9

Dieses Buch bei GRIN:

http://www.grin.com/de/e-book/315888/das-vertragskonzept-der-transaktionsana-
lyse-ein-modell-zur-zielvereinbarung

Susanne Janknecht

Das Vertragskonzept der Transaktionsanalyse. Ein Modell zur Zielvereinbarung in der logopädischen Stimmtherapie

GRIN Verlag

GRIN - Your knowledge has value

Der GRIN Verlag publiziert seit 1998 wissenschaftliche Arbeiten von Studenten, Hochschullehrern und anderen Akademikern als eBook und gedrucktes Buch. Die Verlagswebsite www.grin.com ist die ideale Plattform zur Veröffentlichung von Hausarbeiten, Abschlussarbeiten, wissenschaftlichen Aufsätzen, Dissertationen und Fachbüchern.

Besuchen Sie uns im Internet:

http://www.grin.com/

http://www.facebook.com/grincom

http://www.twitter.com/grin_com

Inhaltsverzeichnis

Abkürzungsverzeichnis

dbl	Deutscher Bundesverband für Logopädie e.V.
DGTA	Deutsche Gesellschaft für Transaktionsanalyse e.V.
GAS	Goal Attainment Scaling
ggf.	gegebenenfalls
ICF	Internationale Klassifikation der Funktionsfähigkeit, Behinderung und Gesundheit
OT	operationalisierbare Therapieziele
SDM	Shared Decision Making
TA	Transaktionsanalyse
v.a.	vor allem
z.B.	zum Beispiel

Abbildungsverzeichnis

Tabellenverzeichnis

1. Einleitung

Wer sich in medizinische oder therapeutische Behandlung begibt, macht dies, weil er [1] mit eigenen Mitteln und Wegen keine zufriedenstellende Antwort auf ein gesundheitliches Problem findet. Ziel ist es, eine Lösung für die gesundheitliche Einschränkung zu finden. Hierzu muss der Patient sich gemeinsam mit dem Arzt oder Therapeuten auf den Weg machen, dieses eventuell zunächst unscharfe Ziel zu erreichen.

Wie die Lösung des Gesundheitsproblems aussehen soll oder welche Vorstellungen von der Art und Weise des Lösungsprozesses auf Patientenseite implizit oder explizit bestehen, ist mit dieser Setzung nicht benannt – deutlich wird aber, dass Zielfindungsprozesse zwei Ebenen haben, die es zu betrachten gilt: das ‚Wie' und das ‚Was'.

Das ‚Wie' bezieht sich auf die Art und Weise, wie Entscheidungen in der Arzt / Therapeuten-Interaktion getroffen werden, wie Ziele definiert werden. Auf welchem Konzept basiert die Entscheidungsfindung? Ob den Entscheidungsfindungsprozessen ein paternalistisches oder partizipatives Modell (vgl. Grötzbach 2010) zugrunde liegt, ist in hohem Maße geprägt vom Selbstbild und Rollenverständnis des Arztes oder Therapeuten. Beides bestimmt die Art der Beziehung zwischen Arzt / Therapeut und Patient entscheidend (vgl. Klemperer 2003: 7).

Die zweite Ebene, das ‚Was', erfordert eine kritische Auseinandersetzung damit, welche Qualität die im Rahmen des Entscheidungsfindungsprozesses vereinbarten Ziele haben. Sind am Ende des Behandlungsprozesses die Ziele in der Rückschau auf den Beginn des Prozesses evaluierbar? Sind sie daraufhin überprüfbar, ob erreicht wurde, was zu erreichen beabsichtigt war? Nur operationalisierte Therapieziele ermöglichen eine Evaluation des Behandlungsergebnisses.

Medizinhistorisch betrachtet ist das Selbstverständnis des Behandelnden (als Überbegriff Ärzte und Therapeuten vereinend), das ‚Wie', vor allem in der

---

[1] Werden Personenbezeichnungen aus Gründen der besseren Lesbarkeit lediglich in der männlichen oder weiblichen Form verwendet, so ist das jeweils andere Geschlecht selbstverständlich mit gemeint.

Medizin, nach wie vor stark vom biomedizinischen Paradigma von Krankheit als Störung einer Körperfunktion geprägt (vgl. Klemperer 2003: 7). Mit dem zu Beginn des 19. Jahrhunderts einsetzenden umfassenden Fortschritt auf allen Ebenen der Medizin (Anatomie, Physiologie, Diagnostik, Therapie) rückt der Patient, auf dessen subjektive Informationen der Arzt im Anamnesegespräch immer weniger angewiesen ist, in den Hintergrund, die Arzt-Patienten-Beziehung ist vom paternalistischen Modell geprägt (vgl. Klemperer 2003: 7 f.).

Bedingt durch den gesellschaftlichen Wandel und forciert durch das 1977 von Engel (vgl. Engel 1977) veröffentlichte bio-psycho-soziale Krankheitsmodell, rückt der Patient als Individuum ab den späten 1970er Jahren zurück in den Fokus der Medizin und macht eine Entwicklung von paternalistischen hin zu partizipativen Modellen der Behandler-Patienten-Interaktion und Kommunikation möglich (vgl. Klemperer 2003: 7 ff.).

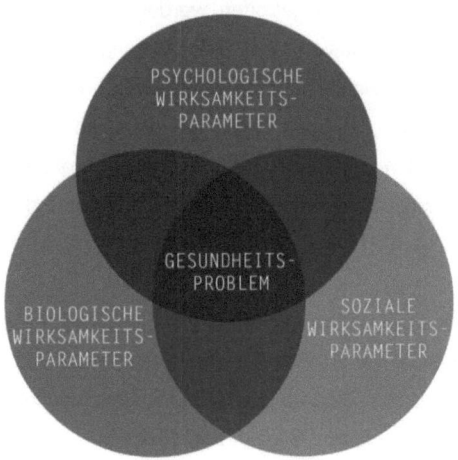

Abb. 1: Das bio-psycho-soziale Krankheitsmodell (eigene Darstellung)

Das traditionell Medizinern gelehrte Vorgehen zur Diagnosestellung gründet auf dem biomedizinischen Krankheitsmodell, mit Fokus auf den physiologischen Aspekten von Krankheit. Engel erweiterte mit seinem o.g. Modell die Perspektive beim Blick auf Krankheit um psychologische und soziale Wirksamkeitsfaktoren und bereitet damit den Weg hin zu patienten-zentrierten Modellen und Denkweisen (vgl. Klemperer 2005: 74).

Das in der heutigen, modernen Medizin propagierte, wenn auch nach wie vor nicht immer umgesetzte Modell zur Entscheidungsfindung, ist das Shared Decision Making (SDM) Modell, „… in dem alle Entscheidungen, von der Diagnose bis zur Therapie, in gleichberechtigter Zusammenarbeit getroffen [werden]." (Scheibler et al. 2003: 12)

Die Überprüfbarkeit von Therapiezielen, des ‚Was', gewinnt aus Sicht der Verfasserin aus zwei Gründen zunehmend an Bedeutung. Zum einen führt der Paradigmenwechsel in der Medizin vom dichotomen, rein biomedizinischen hin zum bio-psycho-sozialen Krankheitsmodell zur Notwendigkeit der For-mulierung evaluierbarer, patientenorientierter Therapieziele, abgebildet in dem Parallelprozess der Entwicklung der ICD-10 hin zur 2001 von der WHO ver-abschiedeten Internationalen Klassifikation der Funktionsfähigkeit, Behinde-rung und Gesundheit (ICF). Zum anderen nötigt der zunehmende ökonomi-sche Druck im Gesundheitswesen (vgl. Gerlinger 2014) den Behandlern ei-ne Rechtfertigung ihrer Therapie gegenüber den Krankenversicherungen ab und fordert somit operationalisierbare Therapieziele.

1.1 Ausgangslage: Nutzung des Vertragskonzeptes der Transakti-onsanalyse in Therapie, Lehre und Ausbildungssupervision

Der in der Einleitung beleuchtete Zielvereinbarungsprozess in medizini-schen Kontexten zwischen Behandler und Patient ist auch immanenter Bestandteil logopädischer Therapie.

Die Autorin ist Logopädin und Lehrlogopädin (dbl) und in Therapie und Lehre auf den Bereich der Stimmstörungen spezialisiert. Zudem hat sie

eine Weiterbildung in Ausbildungssupervision auf Grundlage der Transakti-onsanalyse (TA) nach Eric Berne bei Clausen-Söhngen absolviert (vgl. Clau-sen-Söhngen 2011) und das Vertragskonzept der TA als Methode zur Vereinba-rung u.a. von Therapiezielen kennengelernt.

In beiden Arbeitsfeldern, Therapie und Lehre bzw. Ausbildungssupervision[2], erweist sich das Vertragskonzept der TA als sehr hilfreich in Zielfindungsprozessen – sowohl mit Patienten als auch mit Studierenden.

Vor dem Hintergrund dieser Ausgangslage gilt es zu versuchen, mit Hilfe einer Literaturanalyse nachzuweisen, dass das Vertragskonzept aus der Transaktionsanalyse als ein Modell zur Vereinbarung operationalisierbarer Therapieziele auf der Grundlage einer durch Shared Decision Making begründeten Interaktion und Entscheidungsfindung zwischen Patient und Logopädin im Rahmen der logopädischen Stimmtherapie geeignet ist.

1.2 Aufbau der Arbeit

Nach Einleitung und Darstellung der Ausgangslage wird im ersten Teil der Arbeit zunächst die forschungsleitende Fragestellung entwickelt und im Anschluss das Ziel der Arbeit dargestellt. Einem knappen Abriss des methodischen Vorgehens folgen Definitionen der zugrunde liegenden Begriffe.

Der zweite Teil befasst sich mit den theoretischen Grundlagen des Vertragskonzeptes der Transaktionsanalyse, des Shared Decision Making Konzepts (SDM) und den Möglichkeiten der Operationalisierung von Therapiezielen am Beispiel logopädischer Stimmtherapie.

Im dritten Teil wird analysiert, ob sich die dargestellten grundlegenden Elemente patientenorientierter, evaluierbarer Zielfindungsprozesse im Vertragskonzept der Transaktionsanalyse abbilden lassen, bevor nach einer Diskussion der Ergebnisse Fazit und Ausblick die Arbeit abrunden.

1.3 Forschungsleitende Fragestellung

Stellt das Vertragskonzept der Transaktionsanalyse ein Modell dar, mit dem sich Zielvereinbarungsprozesse im Rahmen logopädischer Stimmtherapie realisieren lassen, die sowohl das Konzept zur Zielvereinbarung des Shared

---

[2] „Ausbildungssupervision wird verstanden als eine spezifische Beratungsmethode zur Entwicklung professioneller Kompetenz und zur Reflexion des aktuell verfügbaren beruflichen Handelns. Die supervisorischen Interventionen variieren passend zum Ausbildungsstand des Supervisanden." (Clausen-Söhngen 2011a: 45)

Decision Making abbilden als auch die Vereinbarung operationalisierbarer Therapieziele ermöglichen?

1.4 Ziel der Arbeit

Ziel der Arbeit ist es, mittels systematischer Literaturanalyse nachzuweisen, dass sich das partizipative Modell des SDM und die Forderung nach operationalisierbaren Therapiezielen in Zielvereinbarungsprozessen im Rahmen logopädischer Stimmtherapie auf Grundlage des Vertragskonzept der Transaktionsanalyse abbilden und realisieren lassen.

1.5 Methodisches Vorgehen

Die vorliegende Hausarbeit stellt eine theoretische Arbeit auf der Grundlage einer systematischen Literaturrecherche und -analyse dar. Sie geht von einer im beruflichen Alltag entstandenen theoretischen Frage aus.

Die systematische Literaturrecherche erfolgte in der Universitätsbibliothek Heidelberg und den Fachdatenbanken MEDPILOT und PsychINFO, in erster Linie unter den teilweise trunkierten Suchbegriffen „Transaktionsanalyse und Vertrag*", „Vertragskonzept", „Transaktionsanalyse", „Zielvereinbarung*", „operationalisier*" und „Shared Decision Making". Die gefundene Literatur wurde anhand der Abstracts, Inhaltsverzeichnisse oder dem Lesen einzelner Kapitel einer Relevanzprüfung unterzogen und ggf. exzerpiert oder per Reduktionstechnik gekürzt oder verdichtet. Zudem dienten die Literaturverzeichnisse der gefundenen Literatur als Ausgangspunkt für eine Suche nach dem Schneeballsystem.

1.6 Begriffsdefinitionen

Im Folgenden sollen die dieser Arbeit zugrunde liegenden Konzepte, Methoden und Verfahren definiert werden.

1.6.1 Transaktionsanalyse

Die Transaktionsanalyse (TA) als Psychotherapierichtung entstand in der Tradition der humanistischen Psychologie Mitte der 1950er Jahre, ihr Begründer ist der amerikanische psychoanalytisch ausgebildete Psychiater Eric Berne (1910 – 1970). Seine Kritik an der Behandlungsdauer etablierter Psychotherapieformen führte zu einer Orientierung an pragmatischen Problemlösungen und machte die Zielorientierung, festgelegt im Behandlungs- oder Therapievertrag, grundlegend für die TA. Neu war auch die Regelung der Zusammenarbeit zwischen Therapeut und Patient: Beide sind für die Zielerreichung verantwortlich und arbeiten in hohem Maße gleichberechtigt zusammen (vgl. Hennig, Pelz 2007: 10).

Grundlage der TA-Theorie ist das Ich-Zustands-Modell oder Strukturmodell mit Eltern-Ich, Erwachsenen-Ich und Kind-Ich, welches die Persönlichkeits- theorie der Transaktionsanalyse zeigt. „Ein *Ich-Zustand* ist eine Gesamt- heit von zusammenhängenden Verhaltensweisen, Denkmustern und Gefüh- len. Es ist die Weise, in der wir einen Teil unserer Persönlichkeit zu einem bestimmten Zeitpunkt äußern." (Stewart, Joines 2010: 24)

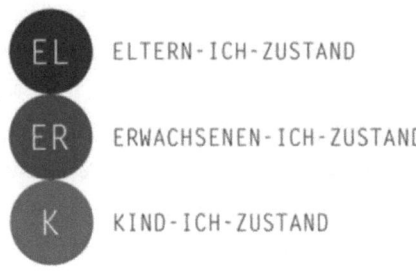

Abb. 2: Strukturmodell (eigene Darstellung)

Das Funktionsmodell befasst sich damit, in welcher Form die Ich-Zustände sichtbar werden, mit der Art des Prozesses. Es dient als Grundlage zur Beschreibung der von Berne so benannten Transaktionen, der kleinsten Einheiten menschlicher verbaler und nonverbaler Kommunikation (vgl. Ste- wart, Joines 2010: 47). Die Untersuchung dessen, wie Menschen miteinander umgehen und kommunizieren, ist Gegenstand der Transaktionsanalyse im engeren Sinn (vgl. Glöckner 2011: 8) und Ausgangspunkt der Betrachtung, Bearbeitung und Veränderung menschlichen Denkens, Fühlens und Handelns in Therapie und Beratung.

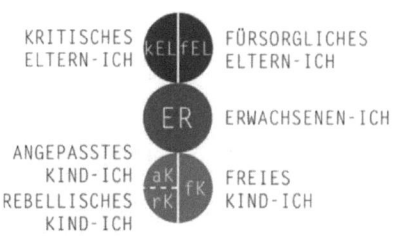

KRITISCHES ELTERN-ICH

FÜRSORGLICHES ELTERN-ICH

ERWACHSENEN-ICH

ANGEPASSTES KIND-ICH

REBELLISCHES KIND-ICH

FREIES KIND-ICH

Abb. 3: Funktionsmodell (eigene Darstellung)

1.6.2 Shared Decision Making

In der Forschung zur Arzt-Patienten-Interaktion werden drei Modelle beschrieben: das paternalistische Modell, das informative Modell und das Shared Decision Making Modell (vgl. Charles et al. 2003: 933). Im Shared Decision Making beruht die beiderseitig getragene Entscheidung auf einem gemeinsamen Entscheidungsfindungsprozess, mit dessen Ergebnis Arzt und Patient einverstanden sind und dessen Umsetzung beide befürworten (vgl. Scheibler et al. 2003: 13).

1.6.3 Logopädische Stimmtherapie

Die menschliche Stimme kann aufgrund organischer, funktioneller, psychogener oder einer Kombination der genannten Ursachen in ihrer Funktions- und Leistungsfähigkeit eingeschränkt oder gestört sein. Auf ärztliche,

im Idealfall phoniatrische[3] Verordnung hin, führen Logopädinnen zunächst eine umfangreiche Diagnostik durch. In der anschließenden Therapie kommen verschiedenste Therapieverfahren zum Einsatz. Logopädische Stimmtherapie bewegt sich im Rahmen der in der Grafik dargestellten Therapiebausteine.

---

[3] Phoniatrie: medizinische Fachdisziplin, die sich mit der Diagnostik, Therapie, Prävention und Re- habilitation von Erkrankungen und Störungen der Stimme, des Sprechens, der Sprache, des Schlu- ckens und der hörbedingten Störungen der Kommunikation beschäftigt. Der Facharzt für Phoniatrie setzt den Facharzt für HNO voraus.

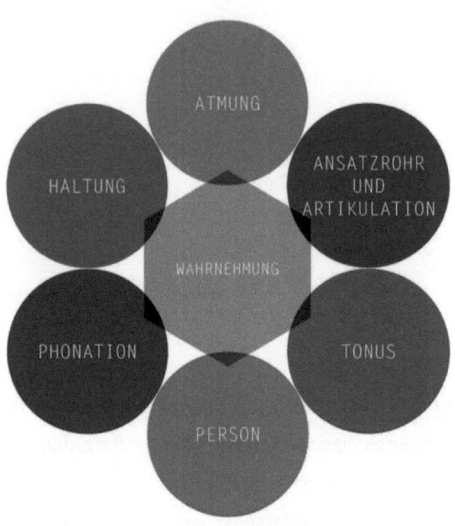

Abb. 4: Bausteine der Stimmtherapie (eigene Darstellung)

Sie hat zum Ziel, die Stimme nach einer gemeinsamen Zielvereinbarung zwischen Logopädin und Patient im Rahmen der individuellen Möglichkeiten des Patienten in Funktions- und Leistungsfähigkeit zu heilen, zumindest aber zu verbessern. Eine Stimmtherapie dauert nach der 20jährigen Berufserfahrung der Autorin zwischen zwanzig und dreißig Therapieeinheiten à 45 Minuten.

2. Theoretische Grundlagen

In diesem Kapitel werden die drei relevanten Konzepte / Konstrukte ,Vertragskonzept der TA', ,SDM' und ,Operationalisierbare Therapieziele' (OT) am Beispiel logopädischer Stimmtherapie einzeln beleuchtet, bevor dann im Rahmen einer Analyse herausgearbeitet werden soll, ob sich SDM und OT im Vertragskonzept der TA als Methode im therapeutischen Zielfindungsprozess abbilden lassen.

2.1 Das Vertragskonzept der Transaktionsanalyse

Eric Berne (1910 – 1970), in Montreal (Kanada) geborener amerikanischer Psychiater und Begründer der TA, hat das Denkmodel, dass sich Arzt und Patient über das Vorgehen in der Behandlung *gemeinsam* einigen, schon in den 1940er Jahren, damals absolut revolutionär, auf ärztliche Behandlung angewendet (vgl. Hagedorn 2014: 105).

Die Vertragsarbeit ist ein wesentliches Charakteristikum der auf der humanistischen Psychologie basierenden angewandten TA und gründet auf den Grundüberzeugungen der Transaktionsanalyse:

1. Die Menschen sind in Ordnung. (People are okay.)
2. Jeder Mensch kann denken, ist lernfähig und veränderungsfähig.
3. Menschen können Entscheidungen treffen, diese aber auch ändern.
4. Jeder trägt prinzipiell Verantwortung für sein eigenes Leben, für sich selbst.

(vgl. Hennig, Pelz 2007: 14 und Stewart, Joines 2010: 28).

Unmittelbar daraus folgen die Prinzipien der TA, nämlich

- „Die Grundlage für jede Arbeit ist ein Vertrag.
- Die Kommunikation ist frei und offen." (Stewart, Joines 2010: 28)

Die Grundüberzeugung, ‚People are okay', impliziert Gleichberechtigung. Wenn für mein Gegenüber die Grundannahme gilt, er sei ‚in Ordnung', so gilt diese Grundannahme genauso für mich. Begegnen sich Patient und Therapeut in der Behandlung, so sind auch sie beide ‚in Ordnung', und gehen gleichberechtigt miteinander um, tragen gleichberechtigt Verantwortung für das, was im folgenden Behandlungsprozess in Bezug auf die Zielerreichung geschehen wird. Beide Seiten übernehmen Verantwortung dafür, gemeinsam zu klären, wie zum einen das Behandlungsziel aussehen soll und zum anderen, wer hierzu welchen Beitrag zu leisten hat. Um diese Vereinbarungen für beide Beteiligten verbindlich festzuhalten ist ein Vertrag sinnvoll.

„Berne definierte einen Vertrag als *eine explizite beiderseitige Verpflichtung, sich an ein klar definiertes Vorgehen zu halten.*" (Stewart, Joines 2010:

371) Hat Berne auch seit den 1940er Jahren mit Verträgen gearbeitet, so veröffentlichte er dieses Konzept erst in den 1960er Jahren (vgl. Hagedorn 2014: 106).

Die Transaktionsanalyse unterscheidet in der Regel zwischen dem Geschäftsvertrag oder administrativem Vertrag, in dem finanzielle und organisatorische Rahmenbedingungen der Arbeit geklärt werden, und dem Behandlungsvertrag, in dem die gemeinsame Festlegung der Behandlungsziele und die Darlegung der Verantwortlichkeiten für diese Ziele fixiert sind. Der TA-Vertrag ist zweiseitig orientiert und geht vom Behandler *und* vom Patienten aus (vgl. Hennig, Pelz 2007: 131). Grundlage eines solchen Behandlungsvertrages, der schriftlich oder mündlich abgeschlossen werden kann, ist eine sorgfältige Klärung dessen, *was* gemeinsam zu vereinbaren ist, damit keine sogenannten ‚geheimen Verträge' entstehen. Diese können zerstörerisch wirken, wenn innerliche, nicht explizit benannte Vorbehalte, Ziele oder Erwartungen an die gemeinsame Arbeit absicht-
lich oder unabsichtlich nicht benannt werden. Diese verdeckten Anliegen führen zu ineffizientem Arbeiten, da sie psychologische Spiele[4] provozieren. Eine wichtige Funktion eines tragfähigen, verantwortungsvoll ausgehandelten Vertrages ist es, solche verdeckten Anliegen aufzudecken (vgl. Stewart, Joines 2010: 374) und somit ein Scheitern der gemeinsamen Arbeit zu vereiteln. Dazu bedarf es elaborierter Kenntnisse und Fertigkeiten seitens des Behandlers und eines guten Maßes kognitiver Fähigkeiten und Bereitschaft zu dieser Art von Arbeit beim Patienten.

Verträge in der TA sind zielorientiert. Gleichsam kann es nötig sein, im Verlauf der Therapie eine Vertragsüberprüfung und ggf. –korrektur im Hinblick auf das Ziel vorzunehmen. Um das vereinbarte Ziel zu erreichen, müssen Patient und Therapeut sich damit auseinandersetzen, *was* zu tun ist, um dieses Ziel zu erreichen. Damit steht die Zielerreichung im Fokus der Arbeit. Bleibt dieser Fokus im Blick beider Vertragspartner, so eröffnet er beiden die kreativen, persönlichen Ressourcen, um das gewünschte Ziel zu erreichen und

---

[4] In Kommunikationsabläufen lassen sich oft Muster erkennen, die von unbewussten Motiven der Akteure gesteuert sind und beherrscht werden. Für außenstehende Beobachter haben solche Abläufe einen vorhersehbaren und oft nicht-konstruktiven Ausgang. In der Transaktionsanalyse heißen solche Muster „Spiele" (vgl. Glöckner et al. 2011: 8).

ein ineffizientes Kreisen um beispielsweise Symptome wird vermieden. Gleichzeitig macht es ein klar definiertes Ziel möglich, die Therapie zum Abschluss zu führen, wenn das im Vertrag festgelegte Ziel erreicht ist (vgl. Stewart, Joines 2010: 375 f.).

Ein aus Sicht der TA nützlicher, guter und hilfreicher Vertrag erfüllt unter anderem die folgenden Kriterien:

- eindeutig (keine Botschaften zwischen den Zeilen)
- kurz (keine Bedingungen)
- positiv formuliert
- überprüfbar (andere können die Veränderung wahrnehmen)
- erfüllbar
- wesentlich in der Zielformulierung (zentrales Thema erfasst)
- Hintertüren ausschließend
- rechtlich und ethisch einwandfrei

(vgl. Hennig, Pelz 2007: 140).

Bestandteile eines tragfähigen und gesunden Vertrages nach Claude M. Steiner (*1935, amerikanischer Psychotherapeut und Mitbegründer der International Transactional Analysis Association ITAA) sind:

1. Gegenseitiges Einverständnis von Berater und Klient.
2. Leistung und Gegenleistung stehen in ausgewogenem Verhältnis zueinander.
3. Der Klient ist vertragsfähig.
4. Der Vertragsinhalt ist moralisch und rechtlich zulässig (vgl. Hagedorn 2014: 112 f.).

Zusammenfassend wird deutlich, dass die Vertragsarbeit der TA eine auf Gleichberechtigung beruhende Interaktion zwischen Behandler und Patient ermöglicht und mit Hilfe des Vertrages eine Orientierung auf das Behandlungsziel fokussiert.

2.2 Shared Decision Making

Im Rahmen der Literaturrecherche zum SDM traf die Autorin bei deutsch-sprachiger Literatur immer wieder auf Klemperer (vgl. Klemperer 2003, 2005, 2005a), der sich wesentlich auf Charles et al. (vgl. Charles, Gafni, Whelan 1997 und 1999) bezieht. Sein Artikel „Shared Decision Making und Patientenzentrierung – vom Paternalismus zur Partnerschaft in der Medizin" (vgl. Klemperer 2005) lehnt sich sehr eng an Charles et al. aus 1997 an. Auch Scheibler (vgl. Scheibler et al. 2003) und Floer (vgl. Floer et al. 2004) beziehen sich zur Darstellung von SDM in der Hauptsache auf Charles et al. (vgl. Charles et al. 1997), sodass die Autorin den Artikel von Charles, Gafni, Whelan „Shared Decision-making in the medical encounter: What does it mean? (or it takes at least two to tango)" als grundlegende Quel-le identifizieren konnte und sich in der vorliegenden Arbeit vorwiegend auf verschiedene Veröffentlichungen von Charles et al. stützt (vgl. Charles et al. 1997, 1999, 2003, 2005 und Murray, Charles et al. 2006).

Das Shared Decision Making, im deutschsprachigen Raum mit „Gemeinsame Entscheidungsfindung" oder „Partizipative Entscheidungsfindung" übersetzt, (vgl. Klemperer 2005: 72) ist eines der drei Modelle zum Entscheidungsfin-dungsprozess in der Arzt-Patienten-Interaktion, die die Arbeitsgruppe um Cathy A. Charles an der McMaster University, Hamilton, Kanada, seit Mit-te der 1990er Jahre intensiv erforscht.

Die Forscher konnten drei ‚reine Formen' der Arzt-Patienten-Interaktion im Entscheidungsfindungsprozess finden: die paternalistische, die informative und die ‚gemeinsam geteilte'[5]Form. Deutlich wurde auch, dass sich unzähli-ge Mischund Zwischenformen finden lassen, die Bestandteile aller drei Her-angehensweisen enthalten (vgl. Charles et al. 2005: 115).

Alle drei Modelle enthalten, wenn auch in sehr unterschiedlicher Weise, die Komponenten

- Informationsaustausch
- Beratung über Behandlungsoptionen
- Übereinkunft über die durchzuführende Behandlung

---

[5] eigene, wörtliche Übersetzung aus dem Englischen, um Herkunft des Begriffes zu verdeutlichen

Die folgende Tabelle stellt die drei Modelle dar.

Tab. 1: Drei Modelle der Behandlungsentscheidungsfindung nach Charles et al. 1999 (eigene Darstellung und Übersetzung)

Modell	Überlegungen / Abwägungen durch ...	Informationsaustausch	Entscheidung über Durchführung der Behandlung
paternalistisches Modell	Arzt alleine oder zusammen mit anderen Ärzten	• Informationsfluss: weitgehend eindimensional • Informationsrichtung: Arzt ⇨ Patient • Art: medizinische Informationen • Menge: gesetzliche Mindestanforderung	Arzt
informatives Modell	Patient (eventuell mit anderen)	• Informationsfluss: weitgehend eindimensional • Informationsrichtung: Arzt ⇨ Patient • Art: medizinische Informationen • Menge: alle zur Entscheidungsfindung nötigen Informationen	Patient
Shared Decision Making	Arzt und Patient	• Informationsfluss: zweidimensional • Informationsrichtung: Arzt ⇨ Patient und Patient ⇨ Arzt • Art: medizinische und persönliche Informationen • Menge: alle zur Entscheidungsfindung nötigen Informationen	Arzt und Patient

Charles et al. stellen in ihrem ersten Artikel von 1997 fest, dass SDM zwar seit den ersten Veröffentlichungen aus den frühen 1970er Jahren zunehmend als eine ideale Vorgehensweise zur Arzt-Patienten-Interaktion dargestellt werde, eine präzise Definition des SDM aber nach wie vor nicht vorliege (vgl. Charles et al. 1997: 681). Sie identifizieren eine Reihe von Schlüsselmerkmalen, die notwendigerweise vorliegen müssen, damit von SDM gesprochen werden kann.

1. „SDM umfasst zumindest zwei Beteiligte – den Arzt und den Patienten [...]

2. Beide Seiten (Ärzte und Patienten) unternehmen Schritte, um am Prozess der Entscheidungsfindung teilzunehmen. [...]

3. Das Teilen von Informationen ist eine Voraussetzung für SDM [...]

4. Eine Entscheidung über die Behandlung wird getroffen und beide Seiten stimmen der Entscheidung zu." (Klemperer 2005: 75 f.)

Zusammenfassend stellt sich das SDM als ein Modell der Arzt-Patienten-Interaktion zur Entscheidungsfindung dar, das beide Partner gleichberechtigt einbindet. Gleichwohl gilt es zu benennen, dass nicht alle Patienten ein SDM wünschen (vgl. Charles et al. 2003), nicht alle medizinischen Situationen hierzu geeignet wären (z.B. Notarzteinsätze nach einem schweren Verkehrsunfall), nicht alle Mediziner dieses Vorgehen propagieren und umsetzen können oder wollen.

2.3 Operationalisierbare Therapieziele in der logopädischen Stimmtherapie

Nachdem die theoretischen Hintergründe des ‚Wie‘, in welcher Art im Rahmen der Patienten-Therapeuten / Arzt-Interaktion Entscheidungen gefällt werden, beleuchtet wurden, sind nun die theoretischen Hintergründe des ‚Was‘, der Qualität der vereinbarten Ziele, am Beispiel logopädischer Stimmtherapie zu betrachten.

Um zu überprüfen, ob ein vereinbartes Ziel erreicht werden konnte, muss ein Vorher-Nachher-Vergleich möglich sein. Vage Aussagen wie „Es ist besser als vorher." halten einer Überprüfung nicht stand, sodass nur solche Ziele einer Evaluation zugänglich sind, die messbar sind. Dies setzt voraus, dass die vereinbarten Therapieziele operationalisiert wurden. Der ökonomische Druck (vgl. Gerlinger 2014: 38) unter dem die Leistungserbringer im Gesundheitswesen stehen, macht einen messbaren Nachweis dessen, was durch eine ärztliche oder therapeutische Behandlung erzielt wurde, ebenfalls notwendiger denn je.

2.3.1 Die SMART-Regel …

Im Bereich der logopädischen Therapie hat sich die Anwendung der SMART-Regel zur Spezifikation von Therapiezielen in den letzten Jahren zunehmend durchgesetzt (vgl. Grötzbach 2010). 1981 veröffentlicht Doran in der Fachzeitschrift „Management Review" in einem Artikel über das Formulieren von Unternehmenszielen das Akronym mit den Bedeutungen

- **S**pecific   genau, gezielt
- **M**easurable   messbar
- **A**ssignable   bestimmbar, angebbar, zuweisbar

- **R**ealistic   realistisch
- **T**ime-related   zeitbezogen

als Erster (vgl. Doran 1981: 36. Deutsche Begriffe: eigene Übersetzung).

Im medizinischen Kontext hat sich die Umsetzung des Akronyms in

- **S**pecific   spezifisch
- **M**easurable   messbar
- **A**chievable   erreichbar
- **R**elevant   für den Patienten relevant
- **T**imed   zeitlich festgelegt

durchgesetzt (vgl. Bovend'Eerdt et al. 2009: 353. Deutsche Begriffe: eigene Übersetzung).

Die SMART-Regel ist sehr hilfreich, um patientenorientierte, fundierte, passende Therapieziele zu formulieren. Messbar sind diese hiermit noch nicht.

2.3.2 ... und das Goal Attainmenment Scaling (GAS) ...

Um Ziele zu evaluieren, wird u.a. auch in medizinisch-therapeutischen Kontexten das Goal Attainment Scaling (GAS), die Zielereichungsskalen, verwendet. Dieses 1968 von Kiresuk und Sherman ursprünglich zur Evaluation von Interventionsmaßnahmen im Bereich der klinischen Psychologie publizierte Verfahren, ist ein Werkzeug zur Evaluation von Behandlungszielen (vgl. Kiresuk, Sherman 1968: 445). Das Instrument ist standardisiert und macht es möglich, Therapieziele gemeinsam mit dem Patienten zu definieren und im Verlauf zu überprüfen (vgl. Schaefer 2015: 4).

Wurden im ersten Schritt zusammen mit dem Patienten mithilfe von SMART Therapieziele formuliert, so ist die Besonderheit des GAS, das auch hier *partizipativ* gearbeitet wird. Patient und Therapeut legen für das

per GAS zu operationalisierende Ziel gemeinsam Indikatoren fest, anhand derer das Ziel messbar sein wird. Ausgehend von diesem Ziel werden zwei Stufen in Richtung „besser" und zwei Stufen in Richtung „schlechter" jeweils eindeutig überprüfbar formuliert, sodass eine insgesamt fünfstufige Skala entsteht. Per GAS können vereinbarte Therapieziele am Ende des

Therapieprozesses bzw. nach der per SMART definierten Zeitspanne evaluiert werden (vgl. Schaefer 2015: 5).

Das Goal Attainment Scaling macht es möglich, die mit SMART formulierten Therapieziele messbar, überprüfbar zu machen. Es verlangt aber von Patient und Therapeut eine hohe Bereitschaft, sich auf dieses Verfahren einzulassen und eine gute Reflexionsfähigkeit. Gleichzeitig erhöhen solche selbst definierten Ziele die Motivation des Patienten, diese zu erreichen und unterstützen eine gute Compliance.

Eine Darstellung des GAS erfolgt üblicherweise in Tabellenform.

Tab. 2: Goal Attainment Scaling (eigener Entwurf und eigene Darstellung)

Skalierung	Ergebnis zum Zeitpunkt X	Individuelle indikatorengestützte Beschreibung des erreichten Zieles
+ 2	Viel besser als definiertes Zielergebnis	
+ 1	Besser als definiertes Zielergebnis	
0	Definiertes Zielergebnis	
- 1	Schlechter als definiertes Zielergebnis	
- 2	Viel schlechter als definiertes Zielergebnis	

2.3.3 ... am Beispiel von drei Therapiezielen in der logopädischen Stimmtherapie.

Therapieziele in der Stimmtherapie zu operationalisieren ist auf den ersten Blick kein leichtes Unterfangen. Lassen sich in der Aphasietherapie[6] Wörter und Sätze in Bezug auf linguistische Merkmale überprüfen und quantifizieren („Acht von 15 Begriffen wurden vom Patienten korrekt benannt.") oder im Therapieansatz P.O.P.T. von Fox-Boyer für die Behandlung phonologischer Störungen[7] bei Kindern klare, messbare Anweisungen finden („Kann das Kind zu 80% den Laut identifizieren, erfolgt die nächste Stufe.") (vgl. Fox-Boyer 2014: 36), so sind einige zu bearbeitende Bereiche in der Stimmthe-

---

[6] Eine Aphasie ist eine erworbene zentrale Sprachstörung, die durch Schädigung des Gehirns her- vorgerufen wird. Alle Bereiche und Modalitäten der Sprache können in unterschiedlichem Aus- maß beeinträchtigt sein. Die Lautstruktur (Phonologie), der Wortschatz (Lexikon), die Bedeutung (Semantik) und der Satzbau (Syntax). Sowohl die rezeptiven (Sprachverständnis) als auch die expressiven (Sprachproduktion) Fähigkeiten können betroffen sein (dbl-ev.de [Zugriff 31.05.2015]).
[7] phonologische Störung: nicht altersentsprechende Verwendung (!) von Lauten.

rapie zunächst schwer zu quantifizieren, schwer in messbare Größen umzu-
wandeln.

Zu Beginn einer Stimmtherapie äußern Patienten häufig Verbesserungs-
wünsche beispielsweise folgender Art:

1. „Meine Stimme soll wieder klar klingen."
2. „Diese Missempfindungen wie ständiger Räusperdrang während
   des Unterrichtens und die Enge im Hals sollen verschwinden."
3. „Meine laute Klasse kann ich nicht mehr übertönen. Mit der Stimme
   laut werden zu können muss dringend wieder her!"

Bevor die Ziele messbar gemacht werden, sollten sie nach SMART gemeinsam formuliert werden. Ein mögliches Ergebnis ist in der folgenden
Tabelle dargestellt:

Tab. 3: Therapieziele logopädischer Stimmtherapie nach SMART (eigene Darstellung)

Patientenwunsch	Formulierung des Therapieziels nach SMART
„Meine Stimme soll wieder klar klingen."	„Meine Stimme *(S, R)* klingt nach einem Jahr *(T, A)* klar, ohne Geräuschanteile und ohne Luftanteile und ist voll *(M)*. Die RBH- Klassi-fikation liegt bei R0B0H0 *(M)*."
„Diese Missempfindungen wie ständiger Räusperdrang während des Unterrichtens und die Enge im Hals sollen verschwinden."	„Während ich unterrichte *(R)*, muss ich mich während 20 Minuten Unterricht nur noch vier-mal *(M)* räuspern *(S)*. Die von mir wahrge-nommene Enge im Hals *(S, R)* liegt auf einer Skala von +2 bis -2 bei 0 *(M, A)*. Diese Ziele erreiche ich innerhalb eines Jahres *(A, T)*."
„Meine laute Klasse kann ich nicht mehr über-tönen. Mit der Stimme laut werden zu können muss dringend wieder her!"	„Innerhalb eines Jahres *(T, A)* kann ich meine Klasse wieder übertönen *(R, A)*, weil meine lau-te Stimme *(S)* bei 75 dB *(M)* liegt."

Im nächsten Schritt erfolgt die Operationalisierung der formulierten Ziele
mit Hilfe des GAS, wobei zunächst Ausgangsbefund und gewünschter Abschlussbefund formuliert werden müssen, bevor die Werte für die Skalierun-
gen der Stufen +1, +2 und -1, -2 festgelegt werden.

Das erste Ziel im genannten Beispiel bezieht sich auf den Parameter
Stimmqualität. Stimmqualität lässt sich über eine Stimmklanganalyse ermit-

teln, die sich aus der Skalierung der Stimme nach der RBH-Klassifikation nach Wendler (vgl. Schneider-Stickler, Bigenzahn 2013: 130) und der Beschreibung der Stimmqualitäten zusammensetzt (vgl. Bergauer, Janknecht 2011: 25) und somit eine Vorher-Nachher-Messung möglich macht, indem die Ausgangsparameter ermittelt und die erwünschten Zielparameter festgelegt werden.

Beispiel:

Tab. 4: Stimmklanganalyse: Ausgangs- und Abschlussbefund (eigene Darstellung)

Stimmklanganalyse	Ausgangsbefund	erwünschter Abschlussbefund
RBH	R2B1H2	R0B0H0
Stimmqualitäten	kratzig, knarrende Anteile, leicht behaucht, kopfig	klar, ohne Geräusch- und Luftanteile, voll

Daraus lässt sich folgendes GAS erstellen:

Tab. 5: Stimmklanganalyse: GAS (eigene Darstellung)

Stimmklanganalyse		
Skalierung	**Ergebnis in 12 Monaten**	**Individuelle indikatorengestützte Beschreibung des erreichten Zieles**
+ 2	Viel besser als definiertes Zielergebnis	R0B0H0 klar, ohne Geräusch- und Luftanteile, voll, zudem deutlich tragfähiger und in der Singstimme vibratofähig
+ 1	Besser als definiertes Zielergebnis	R0B0H0 klar, ohne Geräusch- und Luftanteile, voll, zudem deutlich tragfähiger
0	Definiertes Zielergebnis	R0B0H0 klar, ohne Geräusch- und Luftanteile, voll
- 1	Schlechter als definiertes Zielergebnis	R1B0H0 weitgehend klar, zweitweise leichte Geräuschanteile im Sinne von knarrend, keine Luftanteile, noch leicht kopfig
- 2	Viel schlechter als definiertes Zielergebnis	R1B1H1 ab und an klar, nach wie vor oft knarrend, nicht mehr kratzig, leicht behaucht, etwas weniger kopfig

Das zweite Patientenziel zur Reduktion des Räusperdrangs und dem Verschwinden der Missempfindung ‚Enge im Hals' muss in zwei Zielformulierungen umgewandelt werden. Ein Ziel in Bezug auf den Räusperdrang,

ein Ziel in Bezug auf die Enge im Hals. Das Ziel ‚Räusperdrang reduzieren'
lässt sich gut quantifizieren:

Tab. 6: Räusperdrang: Ausgangs- und Abschlussbefund (eigene Darstellung)

Räusperdrang	Ausgangsbefund	erwünschter Abschlussbefund
Anzahl der Räusperereignisse pro 20 Minuten Unterricht.	20 Räuspereereignisse pro 20 Minuten Unterricht.	4 Räuspereereignisse pro 20 Minuten Unterricht.

Das entsprechende GAS:

Tab. 7: Räusperdrang: GAS (eigene Darstellung)

Räusperdrang		
Skalierung	Ergebnis in 12 Monaten	Individuelle indikatorengestützte Beschreibung des erreichten Zieles
+ 2	Viel besser als definiertes Zielergebnis	Keine Räuspereereignisse pro 20 Minuten Unterricht
+ 1	Besser als definiertes Zielergebnis	2 Räuspereereignisse pro 20 Minuten Unterricht
0	Definiertes Zielergebnis	4 Räuspereereignisse pro 20 Minuten Unterricht
- 1	Schlechter als definiertes Zielergebnis	6 Räuspereereignisse pro 20 Minuten Unterricht
- 2	Viel schlechter als definiertes Zielergebnis	8 Räuspereereignisse pro 20 Minuten Unterricht

Schwieriger wird es mit der Missempfindung ‚Enge im Hals'. Lassen sich
Stimmklanganalyse und Räusperdrang durch den Patienten *und* die Logopädin quantifizieren, so ist die Wahrnehmung dessen, wie eng es im Hals
ist, nur durch den Patienten beschreibbar. Das geübte Ohr einer erfahrenen
Stimmtherapeutin kann am Stimmklang des Patienten hören, ob das Ansatz-
rohr eng oder weit ist, wobei sich der Höreindruck eben nicht unbedingt mit
der Wahrnehmung des Patienten decken muss, da Wahrnehmung notwendigerweise sehr subjektiv ist.

Darstellen ließe sich der Ausgangsbefund mit Hilfe einer ordinal skalierten
Likert-Skala, die sich im zweiten Schritt in das GAS einfügen lässt:

Tab 8: Enge im Hals: Skalierung (eigene Darstellung)

Enge im Hals				
- 2	**- 1**	**0**	**+ 1**	**+ 2**
Der Hals fühlt sich beim Sprechen sehr eng an.	Der Hals fühlt sich beim Sprechen etwas eng an.	Der Hals fühlt sich beim Sprechen weit an.	Der Hals fühlt sich beim Sprechen deutlich weit an.	Der Hals fühlt sich beim Sprechen sehr weit an.

Ausgangs- und erwünschter Abschlussbefund des Zieles ‚Reduktion Enge im Hals'...

Tab. 9: Enge im Hals: Ausgangs- und Abschlussbefund (eigene Darstellung)

Enge im Hals	Ausgangsbefund	erwünschter Abschlussbefund
Skalierung zwischen - 2 und + 2	- 2	0

... und entsprechendes GAS:

Tab. 10: Enge im Hals: GAS (eigene Darstellung)

Enge im Hals		
Skalierung	**Ergebnis in 12 Monaten**	**Individuelle indikatorengestützte Beschreibung des erreichten Zieles**
+ 2	Viel besser als definiertes Zielergebnis	Der Hals fühlt sich beim Sprechen sehr weit an.
+ 1	Besser als definiertes Zielergebnis	Der Hals fühlt sich beim Sprechen deutlich weit an.
0	Definiertes Zielergebnis	Der Hals fühlt sich beim Sprechen weit an.
- 1	Schlechter als definiertes Zielergebnis	Der Hals fühlt sich beim Sprechen etwas eng an.
- 2	Viel schlechter als definiertes Zielergebnis	Der Hals fühlt sich beim Sprechen sehr eng an.

Das dritte Therapieziel bezieht sich auf einen Leistungsparameter der Stimme, auf Lautheit. Lautheit isoliert betrachtet ist ein reines Leistungskriterium und wird in dB angegeben. Zu bedenken ist, dass Lautheit sinnvoll kombiniert werden sollte unter anderem mit den Aspekten ‚Anstrengung', hier im Sinne von anstrengungsfrei, Tonhöhe[8] und Stimmklang als mitschwingendes Qualitätsmerkmal. Das zeigt an dieser Stelle, wo sich die Grenzen des

---

[8] Die Rufstimme (mind. 90 dB) sollte maximal 12 Halbtöne über der gespannten mittleren Sprechstimmlage liegen, die laute Stimme (75 dB +/- 2 dB) am oberen Ende des unteren Drittels auf der Strecke zwischen normal lauter Stimme und Rufstimme.

Operationalisierens in der Stimmtherapie auftun: einige Aspekte von Stimme, zum Beispiel Lautheit, sind bei genauerer Betrachtung so vielschichtig, dass sie über mehrere Ebenen operationalisiert werden müssten, was pragmatisch betrachtet in der alltäglichen Therapiesituation kaum möglich ist, sondern in der ganzen Bandbreite eines Merkmals in den Bereich der empirischen Forschung fallen dürfte.

Am Beispiel Lautheit, nur orientierend bedacht, sind zumindest folgende weitere Aspekte möglich:

- Stimmklang
- Anstrengung
- Tragfähigkeit
- Tonhöhe
- mediale Kompression[9]
- Missempfindungen
- Rückkehrfähigkeit zur leisen Stimme
- ...

Lautheit lässt sich per Schallpegelmesser objektiv messen. Der Patient hat in seinem Verbesserungswunsch die laute Stimme, nicht die Rufstimme im Fokus. Die laute Stimme liegt bei 75 dB +/- 2 dB, die Rufstimme nach ELS-Basisprotokoll für die Stimmdiagnostik bei > 90 dB (Schneider-Stickler, Bigenzahn 2013: 65). Die oben genannten Bedenken außer Acht lassend, sind folgende Befunde denkbar:

Tab. 11: Lautheit: Ausgangs- und Abschlussbefund (eigene Darstellung)

Lautheit	Ausgangsbefund	erwünschter Abschlussbefund
Laute Stimme in dB	69 dB	75 dB

Im Rahmen des GAS erstellen Patient und Logopädin zusammen die folgenden Operationalisierungen:

---

[9] Schließkraft der Stimmlippen bei Phonation

Tab. 12: Lautheit: GAS (eigene Darstellung)

	Lautheit	
Skalierung	**Ergebnis in 12 Monaten**	**Individuelle indikatorengestützte Beschreibung des erreichten Zieles**
+ 2	Viel besser als definiertes Zielergebnis	Lautheit bei 79 dB
+ 1	Besser als definiertes Zielergebnis	Lautheit bei 77 dB
0	Definiertes Zielergebnis	Lautheit bei 75 dB
- 1	Schlechter als definiertes Zielergebnis	Lautheit bei 73 dB
- 2	Viel schlechter als definiertes Zielergebnis	Lautheit bei 71 dB

3. Analyse eines logopädischen Zielvereinbarungsprozesses auf Grundlage des Vertragskonzeptes der TA unter den Aspekten SDM und operationalisierbare Therapieziele

Die forschungsleitende Fragestellung lautet, ob das Vertragskonzept der Transaktionsanalyse ein Modell darstellt, mit dem sich Zielvereinbarungsprozesse im Rahmen logopädischer Stimmtherapie realisieren lassen, die sowohl das Konzept zur Zielvereinbarung des Shared Decision Making abbilden als auch die Vereinbarung operationalisierbarer Therapieziele ermöglichen.

Um diese Frage beantworten zu können, muss ein auf der Grundlage des Vertragskonzeptes der Transaktionsanalyse geschlossener Behandlungsvertrag für die logopädische Stimmtherapie daraufhin überprüft werden, ob sich wesentliche Elemente des SDM und operationalisierbare Therapieziele in diesem Vertrag nachweisen lassen.

Aufbauend auf den vorab dargelegten Zielen einer hypothetischen Stimmtherapie hat die Autorin unter Beachtung der in Kapitel 2.1 dargelegten Elemente eines TA-Vertrages folgenden Therapievertrag entworfen:

17. Mai 2013

Behandlungsvertrag

zwischen
Herrn Schneider, Gymnasiallehrer für Sport und Englisch, und
Frau Wagner, im Bereich Stimmtherapie spezialisierte Logopädin

Gemeinsam formulieren und vereinbaren Herr Schneider und Frau Wagner folgende Therapieziele:

1. Meine Stimme klingt nach einem Jahr klar, ohne Anteile von Geräuschen oder Luft und ist voll. Die RBH-Klassifikation wandelt sich von R2B1H2 zu R0B0H0. Das erkennen ich und andere daran, dass sich der Klang meiner Stimme von heute bis in einem Jahr in der beschriebenen Weise verändert hat.
2. In einem Jahr räuspere ich mich noch höchstens vier Mal in 20 Minuten Unterricht. Das Ergebnis lässt sich über Auszählen überprüfen. Zudem hat sich die Enge in meinem Hals beim Sprechen deutlich reduziert. Auf einer Skala von -2 bis +2 liegt sie in einem Jahr bei 0. Woran merke ich die Veränderung? Wahrnehmen kann nur ich das. Meine Wahrnehmung kann ich anderen beschreiben.
3. Meine Klasse ist sehr laut. In einem Jahr kann ich sie mit meiner Stimme wieder übertönen. Dafür gelingt es mir, meine laute Stimme mit 75 dB zu produzieren. Das Ergebnis ist mit dem Schallpegelmesser für mich und andere überprüfbar.

Was wird Herr Schneider für die Therapie tun?

1. Ich werde regelmäßig die vereinbarten Termine einhalten oder rechtzeitig absagen.
2. Die gemeinsam vereinbarten Übungen führe ich regelmäßig zu Hause durch.
3. Ich gebe klare Rückmeldungen zu den Übungen und erwarte klare Rückmeldungen seitens Frau Wagner. Was ist mir möglich? Was nicht? Ich fordere ggf. nötige Unterstützung ein.
4. Ich arbeite denkend, fühlend und handelnd aktiv in der Therapie mit.

Was wird Frau Wagner für die Therapie tun?

1. Ich plane, bereite vor und führe die Übungen und nächsten Schritte nach bestem Wissen und aktuellen wissenschaftlichen Standards patientengerecht durch. Ich stimme mich hierzu mit Herrn Schneider ab, frage nach seinen Wünschen und Präferenzen, benenne auch meine und gestalte die Therapie transparent.
2. Entscheidungen im Rahmen des Therapieprozesses gestalten wir transparent und gemeinsam. Darauf achte ich.
3. Ich übernehme die Verantwortung für das Management der Therapie.
4. Den abgeschlossenen Vertrag im Hinblick auf die Zielvereinbarungen behalte ich im Blick und überprüfe ihn ggf. zusammen mit Herrn Schneider.
5. Ich habe den Abschluss der Therapie im Blick. Wir entscheiden gemeinsam über das Therapieende, evaluieren gemeinsam die erreichten Ziele.

Die Therapie ist auf ein Jahr angelegt.
Etappenziele werden gemeinsam gesetzt und überprüft.

Abb. 5: TA-Behandlungsvertrag (eigene Darstellung)

Damit von SDM gesprochen werden kann, haben Charles et al. vier Schlüsselmerkmale identifiziert, die vorliegen müssen (vgl. Charles et al. 1997: 685 ff.):

1. Mindestens zwei Beteiligte: Therapeutin und Patient
2. Therapeut und Patient beteiligen sich aktiv an der Entscheidungsfindung
3. Informationen werden geteilt, der Informationsfluss fließt in beide Richtungen
4. Gemeinsame Entscheidungsfindung in Bezug auf die Therapie, beide stimmen der Entscheidung zu (vgl. Klemperer 2005: 75 f.).

Der vorgestellte TA-Vertrag wird im Folgenden auf die genannten vier Schlüsselmerkmale untersucht.

Tab. 13: Überprüfung auf Schlüsselmerkmale SDM (eigene Darstellung)

Schlüsselmerkmale	Repräsentation im TA-Vertrag?
Mindestens zwei Beteiligte: Therapeutin und Patient	Herr Schneider (Patient) und Frau Wagner (Logopädin) *Schlüsselmerkmal vorhanden?* ✓
Therapeut und Patient beteiligen sich aktiv an der Entscheidungsfindung	„Gemeinsam formulieren und vereinbaren Herr Schneider und Frau Wagner folgende Therapieziele:" „Entscheidungen im Rahmen des Therapieprozesses gestalten wir transparent und gemeinsam. Darauf achte ich." „Ich arbeite denkend, fühlend und handelnd aktiv in der Therapie mit." *Schlüsselmerkmal vorhanden?:* ✓
Informationen werden geteilt, der Informationsfluss fließt in beide Richtungen	„Ich plane, bereite vor und führe die Übungen und nächsten Schritte nach bestem Wissen und aktuellen wissenschaftlichen Standards patientengerecht durch. Ich stimme mich hierzu mit Herrn Schneider ab, frage nach seinen Wünschen und Präferenzen, benenne auch meine und gestalte die Therapie transparent." „Ich gebe klare Rückmeldungen zu den Übungen und erwarte klare Rückmeldungen seitens Frau Wagner. Was ist mir möglich? Was nicht? Ich fordere ggf. nötige Unterstützung ein." *Schlüsselmerkmal vorhanden?* ✓
Gemeinsame Entscheidungsfindung in Bezug auf die Therapie, beide stimmen der Entscheidung zu	„Gemeinsam formulieren und vereinbaren Herr Schneider und Frau Wagner folgende Therapieziele:" „Ich habe den Abschluss der Therapie im Blick. Wir entscheiden gemeinsam über das Therapieende, evaluieren gemeinsam die erreichten Ziele." *Schlüsselmerkmal vorhanden?* ✓

Im zweiten Schritt der Analyse gilt es zu untersuchen, inwieweit die im TA-Vertrag vereinbarten Ziele SMART und operationalisiert sind:

Tab. 14: Überprüfung auf SMARTe und operationalisierte Ziele (eigene Darstellung)

Ziel	SMART?	operationalisiert?
„Meine Stimme klingt nach einem Jahr klar, ohne Anteile von Geräuschen oder Luft und ist voll. Das erkennen ich und andere daran, dass sich der Klang meiner Stimme von heute bis in einem Jahr in der beschriebenen Weise verändert hat."	„Meine Stimme *(S, R)* klingt nach einem Jahr *(T, A)* klar, ohne Anteile von Geräuschen oder Luft und ist voll *(M)*. Die RBH-Klassifikation wandelt sich von R2B1H2 zu R0B0H0. *(M)* Das erkennen ich und andere *(R)* daran, dass sich der Klang meiner Stimme *(S)* von heute bis in einem Jahr *(T)* in der beschriebenen Weise *(M)* verändert hat." *SMART? ✓*	Messbare Stimmqualitäten benannt: • klar • ohne Geräusche • ohne Behauchung • voll RBH-Klassifikation von • R2B1H2 zu • R0B0H0 *operationalisiert? ✓*
„In einem Jahr räuspere ich mich noch höchstens vier Mal in 20 Minuten Unterricht. Das Ergebnis lässt sich über Auszählen überprüfen. Zudem hat sich die Enge in meinem Hals beim Sprechen deutlich reduziert. Auf einer Skala von -2 bis +2 liegt sie in einem Jahr bei 0. Woran merke ich die Veränderung? Wahrnehmen kann nur ich das. Meine Wahrnehmung kann ich anderen beschreiben."	„In einem Jahr *(T, A)* räuspere *(S)* ich mich noch höchstens vier Mal in 20 Minuten Unterricht. *(R, M, A)* Das Ergebnis lässt sich über Auszählen überprüfen *(M)*. Zudem hat sich die Enge in meinem Hals *(S, R)* beim Sprechen deutlich reduziert *(R)*. Auf einer Skala von -2 bis +2 liegt sie in einem Jahr bei 0. *(A, M)* Woran merke ich die Veränderung? Wahrnehmen kann nur ich das. Meine Wahrnehmung kann ich anderen beschreiben." *SMART? ✓*	Zählbares Item benannt: • in 20 Minuten Unterricht... • ... max. vier Räuspereignisse *operationalisiert? ✓* Ordinal skaliertes Item benannt: • fünfstufige Skala von + 2 bis – 2: • + 2 / + 1 / 0 / - 1 / -2 *operationalisiert? ✓*
„Meine Klasse ist sehr laut. In einem Jahr kann ich sie mit meiner Stimme wieder übertönen. Dafür gelingt es mir, meine laute Stimme mit 75 dB zu produzieren. Das Ergebnis ist mit dem Schallpegelmesser für mich und andere überprüfbar."	„Meine Klasse ist sehr laut. In einem Jahr *(T, A)* kann ich sie mit meiner Stimme wieder übertönen *(S, R)*. Dafür gelingt es mir, meine laute Stimme mit 75 dB zu produzieren *(M, A)*. Das Ergebnis ist mit dem Schallpegelmesser für mich und andere überprüfbar. *(M)*" *SMART? ✓*	Messbare Größe benannt: • laute Stimme bei 75 dB *operationalisiert? ✓*

4. Fazit

Die durchgeführte Analyse zeigt, dass das Vertragskonzept der TA ein Modell darstellt, mit dem sich Zielvereinbarungsprozesse im Rahmen logopädischer Stimmtherapie realisieren lassen, die sowohl die Schlüsselmerkmale des Shared Decision Making abbilden als auch die Vereinbarung operationalisierbarer Therapieziele ermöglichen.

Weiterbildungen in Transaktionsanalyse sind bei Logopädinnen verbreitet. Mit ihrem Wissen und ihren Fertigkeiten aus der TA können Logopädinnen, wie hier belegt wurde, die Forderung nach partizipativen Modellen in der Therapeut-Patienten-Interaktion und in Entscheidungsfindungsprozessen in Bezug auf Therapieziele erfüllen. Die Anwendung des Vertragskonzeptes ermöglicht zudem in Zeiten wachsenden ökonomischen Drucks die Festlegung operationalisierbarer Therapieziele.

Kritisch zu betrachten ist, dass das hier angewendete Vorgehen zur Zielvereinbarung in diesem Umfang sehr zeitaufwendig ist und von Therapeut und Patient viel Engagement, Motivation und elaborierte kognitive Fähigkeiten verlangt. Jedoch lohnt und rechtfertigt sich der zu Beginn der Therapie erbrachte Zeitaufwand und kann im Verlauf wieder aufgeholt werden, da klar vereinbarte Ziele ein Arbeiten ohne Umwege und Sackgassen ermöglichen. Etappenziele können eindeutig überprüft werden.

Therapeuten müssen für das vorgestellte Vorgehen ein profundes Wissen und ein gutes Maß an Übung in Bezug auf die Formulierung SMARTer Therapieziele mitbringen, um ihre Patienten in einem partizipativen Prozess zu unterstützen, solche Ziele gemeinsam zu formulieren. Das Operationalisieren der Therapieziele über ein Goal Attainment Scaling ist ebenso zeitaufwendig und bedarf der Übung, um darin routiniert zu sein. Einem Patienten, der mit der Erwartung in die Therapie kommt, schnell voranzukommen, ist mit einem solchen Vorgehen wenig geholfen.

Nicht alle Patienten sind willens und bzw. oder in der Lage, Zielvereinbarungen auf der Grundlage des Shared Decision Making zu treffen. Therapeuten sind aufgefordert, zu Beginn des Therapieprozesses die Präferenzen ihres Patienten zu diesem Aspekt herauszufinden. Gleichzeitig sollten sie im Blick haben, dass sich diese Präferenzen im Verlauf der Therapie ändern oder zu unterschiedlichen Einzelaspekten verschieden sein können. Neben SDM haben manches Mal auch paternalistische oder informative Modelle ihren Platz. Logopädinnen sollten sich im Rahmen der Selbstreflexion darüber klar werden, welche Form der Entscheidungsfindung ihre bevorzugte Form ist.

5. Ausblick

Die Untersuchung hat sich im weiten Feld logopädischer Störungsbilder lediglich mit der Stimmtherapie befasst. In welcher Form ließe sich das Vertragskonzept der TA in anderen Störungsbildern anwenden? Wo liegen die Grenzen?

Das dargelegte Verfahren mit *allen* Schritten von Zielvereinbarung, SMART-Formulierung und Einfügen in ein GAS ist sehr zeitaufwendig und damit in dieser kompletten Form unter pragmatischen Aspekten kritisch zu betrachten. Vielleicht ließen sich mit Hilfe einer Matrix, die die Aspekte von SMART und GAS darstellt und in die die vereinbarten Therapieziele eingetragen werden, leichter und schneller Therapieziele formulieren, die den genannten Kriterien entsprechen? (siehe Anhang) Diese deutliche Reglementierung widerspräche den Grundideen der TA. Mögliche Entwürfe in diese Richtung könnten aber das Verfahren schneller, einfacher und pragmatischer werden lassen.

Im Rahmen der Recherche fiel der Autorin auf, dass sowohl Eric Berne sein Medizinstudium in Kanada absolviert hat, als auch die wegweisenden Arbeiten zum SDM von Charles et al. aus Kanada stammen. Berne studierte an der McGill Universität in Montreal. Charles, mittlerweile emeritiert, lehrt und forscht nach wie vor an der McMaster Universität in Hamilton. Bernes Ideen zur Arzt-Patienten-Interaktion und sein Vertragskonzept stammen schon aus den 1940er Jahren, auch wenn er diese erst in den 1960er Jahren publizierte (vgl. Hagedorn 2014: 105). Charles erste Arbeiten zum SDM stammen aus den 1990er Jahren. SDM hat auffällig viele Parallelen zu den Ideen Bernes. Die Autorin fände es eine ausgesprochen spannende medizinhistorische Frage, zu klären, ob die Ideen des Shared

Decision Making nicht ihren Ursprung vielleicht in der Arbeit Bernes haben?

Die Autorin lehrt Stimmtherapie an einer staatlichen Berufsfachschule für Logopädie. Eine Herausforderung der kommenden Jahre wird es sein, ein didaktisches Konzept zu entwickeln, mit dem die Elemente der Vertragsarbeit der TA in Verbindung mit SDM und SMARTen, operationalisierbaren Therapiezielen im Rahmen der Ausbildung in den wenigen Unterrichtsstunden, die zur Verfügung stehen, in Grundzügen vermittelt werden können. Dies kann Thema einer weiterführenden Arbeit sein.

Literaturverzeichnis

Bergauer, U.; Janknecht, S. (2011): *Praxis der Stimmtherapie.* 3., überarbeitete Auflage. Heidelberg: Springer.

Bovend'Eerdt, T.; Botell, R.; Wade, D. (2009): *Writing SMART rehabilitation goals and achieving goal attainment scaling: a practical guide.* In: Clinical Rehabilitation 23: 352 – 361.

Charles, C.; Gafni, A.; Whelan, T. (1997): *Shared Decision-making in the medical encounter: What does it mean? (Or it takes at least two to tango)* In: Social Science & Medicine 44: 681 – 692.

Charles, C.; Gafni, A.; Whelan, T. (1999): *Decision-making in the physician-patient encounter: revisiting the shared treatment decision-making model.* In: Social Science & Medicine 49: 651 – 661.

Charles, C.; Gafni, A.; Whelan, T.; O'Brien, M.A. (2005): *Treatment decision aids: conceptual issues and future directions.* In: Health Expectations 8: 114 – 125.

Charles, C.; Whelan, T.; Gafni, A.; Willan, A.; Farrell, S. (2003): *Shared Decision Making: What Does It Mean to Physicians?* In: Journal of Clinical Oncology 21: 932 -936.

Clausen-Söhngen, M. (2011): *Curriculum Ausbildungssupervision.* URL: http://clausen-soehngen.de/pdf/curriculum_ausbil dungs_sv.pdf [Zugriff: 14.05.2015]

Clausen-Söhngen, M. (2011a): *Logopädische Ausbildungssupervision, Modul I – IV.* Aachen: unveröffentlichtes Manuskript.

Doran, G. (1981): *There's a S.M.A.R.T. way to write management's goals and objectives.* In: Management Review 70/11: 35 – 37.

Engel, G.L. (1977): *The Need for a New Medical Model: A Challenge for Biomedicine.* In: Science 196: 129-136.

Floer, B.; Schnee, M.; Böcken, J.; Streich, W.; Kunstmann, W.; Isfort, J.; Butzlaff, M. (2004): *„Shared Decision Making". Gemeinsame Entscheidungsfindung aus der ärztlichen Perspektive.* In: Medizinische Klinik 99: 435 – 430.

Fox-Boyer, A. (2014): *P.O.P.T. Psycholinguistisch orientierte Phonologie- Therapie: Therapiehandbuch.* Idstein: Schulz-Kirchner.

Gerlinger, T. (2014): *Gesundheitsreform in Deutschland. Hintergrund und jüngste Entwicklungen.* In: Manzei, A.; Schmiede, R. (Hrsg.): 20 Jahre Wettbewerb im Gesundheitswesen. Theoretische und empirische Analysen zur Ökonomisierung von Medizin und Pflege. Wiesbaden: Springer VS: 35 – 71.

Glöckner, A.; Kompa, A. (2011): *Was ist Transaktionsanalyse?* Konstanz: DGTA.

Grötzbach, H. (2010): *Therapieziele definieren: paternalistisch oder partizipativ?* In: L.O.G.O.S. interdisziplinär 18: 119 – 226.

Hagedorn, B. (2014*): Das Autonomie- und Vertragskonzept der Transaktionsanalyse als Grundlagenkonzept für das Mediations- verfahren.* In: Weigel, S. (Hrsg.): Theorie und Praxis der Transaktionsanalyse in der Mediation. Ein Handbuch. Baden-Baden: Nomos.

Hennig, G.; Pelz, G. (2007): *Transaktionsanalyse. Lehrbuch für Therapie und Beratung.* 2. Auflage. Paderborn: Junfermann.

Kiresuk, T.; Sherman, R. (1968): *Goal Attainment Scaling: A General Method for Evaluating Comprehensive Community Mental Health Programs.* In: Community Mental Health Journal 4: 443 – 453.

Klemperer, D. (2003): *Wie Ärzte und Patienten Entscheidungen treffen - Konzepte der Arzt-Patienten-Kommunikation.* Veröffentlichungsreihe der AG Public Health, Wissenschaftszentrum für Sozialforschung. Berlin: WZB.

Klemperer, D. (2005): *Shared Decision Making und Patientenzentrierung – vom Paternalismus zur Partnerschaft in der Medizin. Teil 1: Modelle der Arzt-Patient-Beziehung.* In: Balint Journal 6: 71-79.

Klemperer, D. (2005a): *Shared Decision Making und Patientenzentrierung – vom Paternalismus zur Partnerschaft in der Medizin. Teil 2: Risikokommunikation, Interessenkonflikte, Effekte von Patien tenbeteiligung.* In: Balint Journal 6: 115-123.

Murray, E.; Charles, C.; Gafni, A. (2006): *Shared decision-making in primary care: Tailoring the Charles et al. model to fit the context of general practice.* In: Patient Education and Counseling 62: 205 – 211.

Schaefer, I. (2015): *Leitfaden Goal Attainment Scaling (Zielerreichungsskalen).* Bielefeld: Fakultät für Gesundheitswissenschaften.

Scheibler, F.; Janßen, C.; Pfaff, H. (2003): *Shared decision making: ein Übersichtsartikel über die internationale Forschungsliteratur.* In: International Journal of Public Health 48: 11 – 24.

Schneider-Stickler, B.; Bigenzahn, W. (2013): *Stimmdiagnostik. Ein Leitfaden für die Praxis.* 2. Auflage. Wien: Springer.

Stewart, I.; Joines, V. (2010): *Die Transaktionsanalyse. Eine Einführung.* 23. Gesamtauflage. Freiburg: Herder.

Anhang

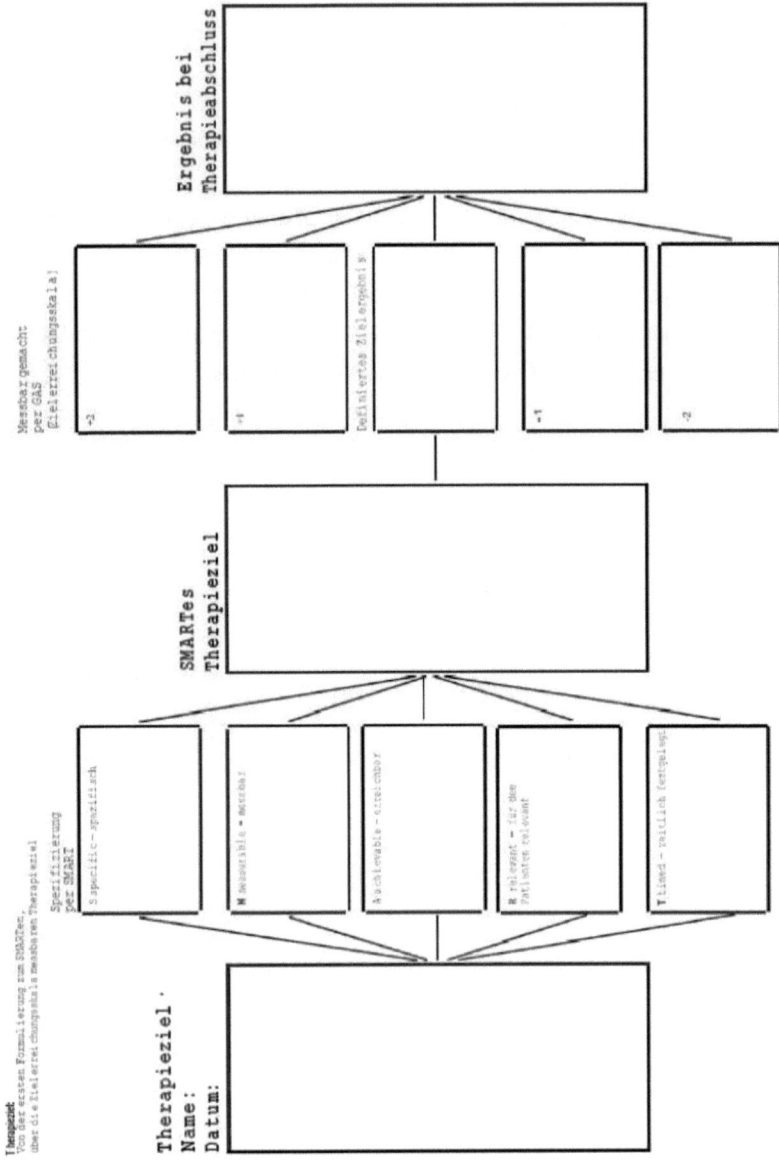

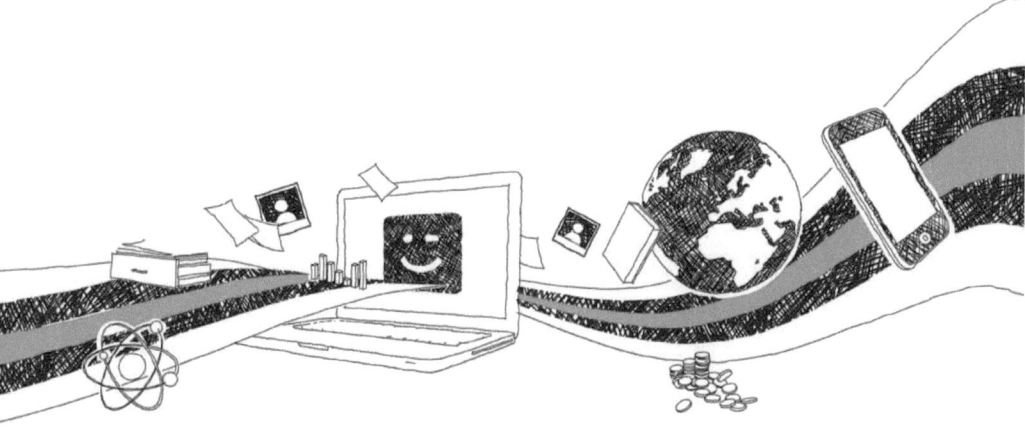
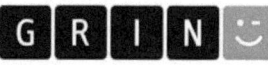